ESSAI
EN FORME DE LETTRES,
A UN AMI,
SUR L'USAGE DES LEZARDS,

Nouveau spécifique apporté du Mexique pour la guérison des maladies vénériennes, de la lépre & du cancer.

Traduit de l'Italien de M. JEAN-BAPTISTE MEO, Prêtre, Doyen de la société de médecine & premier Médecin physicien du grand hôpital de Palerme.

PAR M. MARTINET, Médecin.

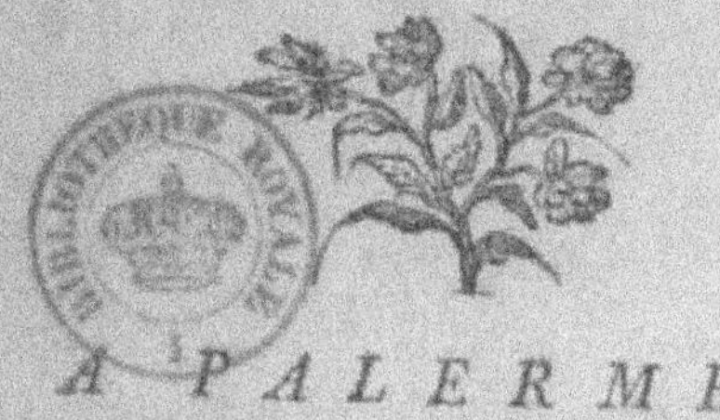

A PALERME,
Chez BENTIVENGA, près la place Vigliena.
Et se trouve à PARIS,
Chez GASTELIER, Libraire, Parvis Notre-Dame, N°. 15.

M. DCC. LXXXVI.

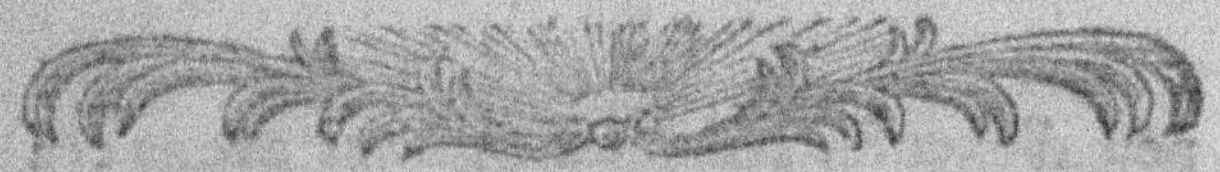

AVIS AU LECTEUR.

UN ami des ſciences & de la vérité, un médecin célebre dans ſon art, & qui ne néglige rien pour le perfectionner, avoit prié un de ſes amis, non médecin, de lui traduire cet ouvrage de l'original italien. Ayant reçu cette traduction, il eut la complaiſance de me la communiquer, en m'engageant à la comparer à l'original, pour voir ſi elle étoit exacte. L'importance du ſujet lui faiſoit deſirer qu'elle fût publiée. Ses occupations ne lui en laiſſant pas le tems, je demandai à ſon ami la permiſſion de la rendre publique, avec les petits changemens que j'avois cru devoir y faire; ce qu'il m'accorda de la meilleure grace du monde, n'ayant rien de plus à cœur que le bien de l'humanité.

L'auteur italien, le docteur Meo, a été un peu prolixe dans ſes deux lettres, ſurtout dans la derniere. La forme de lettre qu'il a donnée à ſon ouvrage, lui ſert un peu d'excuſe. Néanmoins nous avons cru ne devoir nous attacher qu'à l'eſſentiel, que nous avons eu ſoin de conſerver dans cette traduction ou réduction.

Sans doute l'auteur ne nous ſaura point mauvais gré de l'avoir ainſi tronqué ; ou bien nous eſpérons qu'il nous le pardonnera, en faveur de notre zele pour le bien de l'art de guérir, & du deſir que nous avons d'obtenir les mêmes ſuccès que lui du ſpécifique dont il a ſi bien plaidé la cauſe.

ESSAI
EN FORME DE LETTRES,
A UN AMI,
SUR L'USAGE DES LEZARDS.

LETTRE PREMIERE.

Vous me pressez, mon illustre ami, de vous donner une idée du traité que dom Joseph Florès, médecin à Guatimala au Mexique, a publié sur les propriétés médicinales du Lezard. Ma bonne fortune me permet de vous satisfaire, parce que j'en ai fait d'avance un abregé pour mon instruction particuliere, & pour la communiquer, quoique malgré moi, à une assemblée de médecins de l'hôpital Saint-Barthelemi, à la demande de M. le baron Lanza, administrateur de cette maison. N'ayant pu avoir le traité de dom Florès que pour quelques heures, j'en fis de mon mieux & à la hâte, un extrait de quelques pages, en y joignant des réflexions ſur mes obſervations de pratique, courte & informe collection deſtinée ſeulement pour mon porte feuille. J'aurois eu quelque honte de la mettre ſous vos yeux, ſi je n'avois penſé qu'inſtruit de mon deſſein & des circonſtances, vous ſerez peu ſurpris de voir réduit, en ſi peu d'eſpace, un livre qui lui-même ne contient que des récits très-ſommaires. Toutefois vous trouverez ici toute la ſubſtance de l'écrit de Dom Florès, & une notice ſuffiſante du ſpécifique & de la maniere de l'employer. Je vous abandonne ce petit écrit, hommage de mon amitié & de ma confiance; mais en vous le livrant, ce n'eſt pas au public que je le donne. Si vous en êtes content, je ne veux que me féliciter de vous avoir été de quelque utilité par mon travail; & ſi vous le trouvez imparfait, je ne veux point m'expoſer à la cenſure des gens de mauvaiſe humeur. J'entre en matiere & je commence mon abrégé.

Dom Joſeph Ferrera de Catalogne étoit affligé d'un cancer ulcéré de la pire eſpece à la levre ſupérieure. Le mal avoit rongé la joue, & les parties internes de la bouche, juſqu'au goſier; de maniere que le malade ſe voyoit menacé d'une mort prochaine. Il étoit à San-Criſtoval de Matitan, village de la province de Guatimala. Ayant mangé trois Léſards en trois jours conſécutifs, il fut ſoulagé; ce qui l'engagea à continuer quelques jours. Au cinquieme, il éprouva une chaleur conſidérable, ſuivie d'une forte ſueur & d'une abondante ſalivation, d'une couleur jaunâtre; l'odeur infecte de ſa bouche, commença à diminuer, les progrès de la guériſon ſe ſoutinrent, & enfin le mal a entierement diſparu, lui laiſſant à peine quelques legeres cicatrices.

Ce remede lui avoit été enſeigné par le curé de

San - Criſtoval, qui, malgré que ſon mal fut réputé incurable, lui cita la guériſon d'une malheureuſe indienne, rongée d'un mal vénérien, & abandonnée de ſon mari, & à laquelle il vouloit faire adminiſtrer les ſecours ordinaires à Guatimala. Les indiens voulurent traiter cette maladie à leur maniere, & ce curé fut fort ſurpris de voir revenir la malade, quelques jours après, parfaitement guérie. Il s'informa comment on avoit pu, en ſi peu de tems, nettoyer cet amas d'ulceres? Ils lui dirent que c'étoit en faiſant manger à cette femme quelques Lézards; qu'ils tenoient ce remede de leurs peres, & qu'ils en faiſoient uſage pour eux & pour les autres (1).

D. Carlo Suncin, attaqué d'un chancre au nez, prit trois lézards en trois jours. Les lézards étoient de ce même village San-Criſtoval. Les mêmes effets ſuivirent. Chaleur interne, ſueurs, ſalive, guériſon parfaite, ſans autre reſte du mal que la cicatrice.

Un religieux de S. Pierre d'Alcantara, âgé de 63 ans, au Mexique, avoit à la langue un ancien ulcere cancéreux, très-mauvais, & déclaré incurable. Abandonné des médecins, il alla au couvent royal de Taſco. L'infirmier qui avoit

---

(1) Le mal vénérien eſt très-commun & il eſt même endémique, au Mexique, dans les Antilles & dans d'autres îles adjacentes. Il eſt encore une autre maladie qui eſt commune à d'autres peuples, & qui eſt encore endémique chez les Mexicains; c'eſt le Yaws, que quelques-uns regardent comme la mere de la vérole, parce qu'il ſe gagne comme elle, par le coit, l'alaitement, & ſe guérit auſſi par le mercure, & ajourd'hui par l'uſage des Lézards.

entendu parler de la belle cure faite à San-Criſtoval, entreprit de lui faire prendre des Lézards coupés en petits morceaux. L'eſſai fut fait le 21 mai 1782 ; & le premier Lézard fut pris avec difficulté. Le malade éprouva une chaleur extraordinaire, & dès ce jour même, il ſentit du ſoulagement. Il continua juſqu'au 29 mai, faiſant tous les jours du progrès, & après quelques priſes encore, il fut parfaitement guéri. Tout le cours du traitement fut marqué par cette chaleur interne, ces ſueurs abondantes, qui commencerent au quatrieme jour, & une copieuſe ſalivation jaune.

L'infirmier encouragé fit d'autres cures mémorables, & ſur-tout celle d'une Indienne, attaquée de la tête aux pieds d'une lepre corroſive qui lui mangeoit les chairs. Trois Lézards avalés en trois jours, la mirent dans un état ſi ſatisfaiſant qu'elle n'étoit plus reconnoiſſable même aux yeux de l'infirmier & des peres du couvent. De toutes ſes plaies & ſes hideuſes croutes, il ne lui en reſtoit qu'une ſeule au nez ; & cela ſans le préliminaire ordinaire des ſueurs, mais par de fréquentes garderobes & des urines âcres & infectes.

A Malaga en Eſpagne, un homme qui avoit le corps & ſur-tout le viſage profondément ravagé d'ulceres, uſa du remede pendant quarante jours. Dès le premier, il eut de la chaleur, de la ſueur, deux fortes garderobes. Ces phénomenes continuerent tout le tems, & la convaleſcence fut de quarante autres jours, après leſquels il ſe trouva parfaitement guéri, avec l'heureuſe acquiſition d'un nouveau ſens, ayant recouvré la vue dont il étoit privé.

On cite d'autres cures non moins merveilleuses dans la même ville de Malaga ; mais la plus surprenante, & où le traitement fut pareillement de quarante jours, fut celle d'un homme qui avoit les pieds couverts de plaies noires & écailleuses, le visage défiguré par une véritable *éléphantiasis*, les yeux obscurcis & couverts d'un voile, comme d'une cataracte, le droit totalement privé de la vue, & le gauche pouvoit à peine distinguer les couleurs. La guérison fut parfaite en quarante jours par l'usage des lézards. L'œil gauche voit assez nettement, & le droit distingue bien la lumiere (1).

Huit autres malades de la même ville se sont soumis au traitement par les lézards pendant quarante jours, & ils sont en convalescence. De ces huit malades, une dame criblée de maux, les jambes privées de mouvement, lépreuse, couverte de plaies & d'ulceres, ayant essayé pendant cinq jours du remede, commença à danser dans son lit, avec un mouvement bien libre, & après avoir continué le remede, elle a été délivrée de tous ses maux. Une autre dame a été guérie aussi d'une plaie qui lui rongeoit tout le visage. Une troisieme de la lépre avec plaies aux jambes, & tous en

---

(1) D'après les deux guérisons ci-dessus pour la vue, on a cru que les Lézards pouvoient guérir toutes les maladies des yeux, comme la foiblesse de la vue, la cataracte & la cécité. Pour moi j'ai éprouvé le contraire un homme de Catalafimi, pendant l'usage des Lézards, eut une forte inflammation des yeux ; au reste, je pense que si les maux susdits viennent d'un vice vérolique, ou lepreux ou cancereux, les Lézards peuvent convenir, comme on l'a vu dans les deux cas ci-devant.

quarante jours ont été en état de convalescence (1).

La ville de Cadix fournit, au mois d'octobre 1783, un nouvel exemple de la vertu des lézards. Madame Veles portoit depuis long-tems au sein un cancer ulcéré, onze glandes au col, ses bras étoient sans mouvement, la tête étoit comme paralitique, tous les solides étoient relâchés, son état étoit déplorable & désespéré; elle prit vingt-deux lézards en vingt-deux jours; ce qui mena le traitement jusqu'au 13 octobre. Le cancer disparut; huit glandes se dissiperent; les trois restantes étoient diminuées; la tête s'est raffermie; les bras ont récupéré le mouvement, & la guérison totale & parfaite s'espéroit de l'usage continué des lézards, qui étoit d'en prendre encore pendant vingt jours.

A Geneve on a commencé l'usage des lézards pour le cancer au sein, & on en attend d'heureux succès.

Pratique des Indiens de Saint-Cristoval, pour guérir la maladie vénérienne par les lézards.

On coupe la tête, la queue & les pieds du

---

(1) Comme à Malaga on fait usage pendant quarante jours des Lézards, il est clair qu'ils different en vertu & en activité des Lézards du Mexique, de S. Cristoval, qui guérissent en trois jours, comme on l'a remarqué dans la cure du pere de S. Pierre d'Alcantara, dans la Lépreuse du Mexique. Il me semble que les Lézards de Palerme ne different point de ces derniers, comme je l'ai observé dans madame Cedras, dont je parlerai ci-après.

lézard ; on lui ouvre le ventre ; on en retire les inteſtins ; on enleve la peau, & on fait manger le tronc tout cru, tout palpitant, tout chaud. Les Indiens penſent qu'un ſeul lézard, par jour, ſuffit, quoique quelques malades en mangent juſqu'à trois. Quand le remede répugne trop au goût, on peut le réduire en petites pilules, groſſes comme une balle de mouſquet, que l'on recouvre de pain à chanter. Il paroît que les lézards de S. Criſtophe ſont les plus eſtimés, puiſque les villages voiſins, celui de Saint-Jean, de Saint-Pierre-Martyre, qui ont la même eſpece, les vont chercher à Saint-Criſtophe (1). Ces petits animaux ont huit ou dix pouces entre tête & queue (2). Leur couleur eſt tantôt entre jaune & vert, tantôt d'un gris moucheté (3). La premiere couleur eſt celle des femelles ; elles ont le ventre plus large ; leur nourriture eſt toute

---

(1) Il y a lieu de croire que la nourriture que trouvent les Lézards à Saint-Criſtophe les rend plus actifs que ceux des villages voiſins. Les Lézards du Mexique ſont ſemblables à ceux de Saint Criſtophe, comme nous l'avons vu ci-deſſus. Ils ont guéri en trois jours la lépre & le cancer.

(2) Nos Lézards ne viennent point auſſi grands ; ils n'ont que quatre ou cinq pouces de long ; c'eſt pourquoi j'ai cru devoir en donner deux ou trois à mes malades, & je l'ai conſeillé dans l'aſſemblée tenue à l'hôpital de Saint-Barthelemi.

(3) Outre ces deux eſpeces griſes & dorées, il y a auſſi des Lézards verds, qu'on appelle en Italie *Tamarri*, & tous ont la même vertu. On a fait des expériences à Turin qui ont réuſſies à merveille, & les médecins ſe ſont ſervi, pour l'ordinaire, des Lézards verds ou tamarri.

ſorte d'inſectes, de mouches, ſur-tout d'abeilles, dont le miel leur plaît ; du reſte, il y a des lézards au Mexique & par-tout.

Le traitement n'étoit précédé d'aucune préparation ; aujourd'hui, on commence par ſaigner.

Les lézards ſe cachent dans les fentes des murs, & l'hyver ils reſtent ſous terre engourdis par le froid, juſqu'au retour de la chaleur ; c'eſt pourquoi il faut entreprendre ce traitement dans la belle ſaiſon (1).

Leur vertu conſiſte dans des eſprits animaux, ou plutôt dans des ſels extrêmement volatils, qui ſe diſſipent facilement par la mort & le refroidiſſement du lézard, & encore plus par ſon expoſition au feu. De tout cela, on peut inférer que les viperes mangées crues, chaudes & palpitantes, feroient plus d'effet qu'en les employant mortes, pulvériſées ou bouillies.

Dans les pays chauds on a l'obligation aux lézards de détruire beaucoup de mouches & d'inſectes incommodes qui ſe multiplieroient à l'excès.

Ici finit mon extrait. Il y auroit encore d'autres remarques à faire ſur le livre de Dom Flo-Florès ; mais ce que j'ai rapporté ſuffit pour un médecin.

---

(1) La ſérénité du ciel & la chaleur durent en Sicile & ſur-tout à Palerme, juſqu'à la fin de novembre, & regnent même encore quelquefois pendant les premiers jours de décembre ; c'eſt pendant ce tems qu'il faut entreprendre l'uſage des lézards ; & de fait, c'eſt pendant les mois de ſeptembre & octobre que nous avons fait nos expériences, & elles nous ont réuſſies.

Vous saurez que quand ce petit ouvrage fut une fois connu dans Palerme, la fantaisie prit à tout le monde de faire des expériences; les uns pour le mal vénérien, les autres pour le cancer; ceux-ci pour la cécité, ceux là pour l'hydropisie, pour l'épilepsie, pour les convulsions; enfin pour tout ce que le docteur Florès n'avoit pas promis de guérir. Le remede ne guérit pas plus que le docteur n'avoit promis; mais les médecins firent des essais mieux raisonnés & plus heureux, & par un bonheur signalé, j'ai guéri en cinq ou six jours une femme malade depuis cinq ou six ans, d'une tumeur squirreuse au sein droit (1). Voici le fait.

Catherine Cedras, jeune Françoise, native de Bordeaux, mariée à Palerme, âgée de 25 ans, d'une bonne constitution, n'ayant jamais eu d'enfans (2), ayant toujours été bien réglée, souffroit depuis plusieurs années au sein droit, d'une tumeur squirreuse, grosse comme un œuf de poule, adhérente aux côtés supérieurs. Cette tumeur lui causoit de la douleur, des spasmes avec inflammation dans toute la substance du sein. Elle redoutoit un cancer. Toutes les consultations & les remedes de nos plus habiles médecins avoient échoué; enfin le 17 septembre, après une saignée que je conseillai, je lui fis commencer l'usage

---

(1) Guérir une tumeur squirreuse au sein d'une femme est la même chose que guérir un cancer, parce que tous les médecins regardent ce mal comme un cancer commençant, ou occulte, qui, avec le tems, peut s'ouvrir & s'ulcérer.

(2) Les femmes stériles sont plus sujettes aux tumeurs du sein.

des pilules de Lézard. Dès le premier jour la ſalivation fut abondante; elle crachoit continuellement; la ſalive étoit de bonne qualité, écumeuſe & blanche, & point jaune. Cet unique ſymptôme dura juſqu'au quatrieme jour. La nuit du cinquieme elle eut un travail conſidérable & douloureux dans les inteſtins, avec des ſelles preſque diſſenteriques. Le ſixieme les douleurs devinrent atroces, il falloit continuellement les appaiſer avec quelques taſſes d'eau tiede. Les crachats, les ſelles, les urines ſe ſuccédoient. Celles ci étoient bilieuſes, âcres, fétides; en même-temps elle reſſentoit une ſorte de fourmillement ſous le teton, avec un peu de ſpaſme du côté droit, une chaleur, une ardeur & un certain ſentiment, comme ſi on lui arrachoit quelque choſe dans la partie malade. Elle s'effraya de ces ſymptômes; elle craignoit d'y ſuccomber, & elle interrompit le remede. Déja cependant l'état du ſein étoit bien amélioré. La tenſion dure & renitente qu'on y avoit obſervée, avoit fait place à cette molleſſe élaſtique, qui caractériſe la bonne ſanté. La tumeur étoit réduite à la groſſeur d'une noiſette; plus d'adhérence, une mobilité parfaite, ſans aucun ſentiment de douleur; & ce qu'il y a de remarquable, c'eſt que, pendant une chaleur extraordinaire qui ſurvint (quelqu'en fut la cauſe) & dans les variations de froid & de chaud, la malade n'éprouva aucun accident, elle qui auparavant reſſentoit vivement ſon mal en pareilles circonſtances. On voit clairement que les lézards ont fait merveille, & que cette femme ſe rétablira parfaitement, ſi elle continue (1).

(1) Elle a repris les lézards pendant trois autres jours;

Je fus moins heureux dans mon hôpital sur un sujet de 50 ans, un paysan nommé Sébastien Placeuza de Catalasimi : il avoit la fibre dure, les liquides épaissis; une lépre rentrée lui avoit occasionné depuis cinq ans un tremblement universel. J'essayai sur lui les lézards pendant 32 jours, à la dose de deux ou trois chaque jour ; ce qui fit en tout environ quatre-vingt. Pendant vingt-deux jours il n'y eut en lui aucun changement, ni évacuation, ni chaleur, ni sueurs. Le vingt-deuxieme jour au soir, il eut une évacuation copieuse par les selles, qui dura huit heures consécutives. Cette crise commença à diminuer le tremblement, sur-tout dans les articulations inférieures : il commença à se promener dans l'hôpital, le tremblement diminua aussi dans les bras & dans les mains. J'espere qu'en continuant les pilules des lézards, jusqu'au quarantieme jour, il se guérira entierement; j'en attends l'issue (1).

---

mais la gravité des symptômes les lui a encore fait abandonner une fois.

(1) Aujourd'hui 11 octobre le tremblement a cessé entierement ; il ne reste au malade que quelque palpitation dans le pied gauche. J'ai jugé à propos néanmoins de suspendre l'usage des lézards, à cause d'une ophtalmie assez grave. Malgré cela, il n'a pas moins pris notre spécifique pendant 32 jours, & calcul fait, le nombre des lézards qu'il a pris va à quatre-vingt environ.

Pourquoi cet homme a-t-il été obligé de prendre quatre-vingt lézards, tandis que madame Cedras n'en a pris que quatre ou six ? Hyppocrate va répondre pour nous : *Differt natura à natura, homo ab homine.* On n'a qu'à lire attentivement l'histoire de ces deux ma-

Ces deux expériences sont à moi. La ville de Palerme en fournit bien d'autres, & pour le mal vénérien, & pour les cancers, & pour la lépre. L'hôpital Saint-Barthelemy des incurables, offre huit sujets soumis à l'essai pour ces maladies, quatre hommes & quatre femmes. Dans tous on a observé des effets merveilleux, comme ptialisme, chaleur, sueurs, urines âcres, & tous ont éprouvé un soulagement assez remarquable, pour en conclure que les lézards de Sicile ont une propriété très-active. On en a redouté l'énergie en particulier, pour une malheureuse femme, chez qui il s'alluma une fievre & des symptômes si violens, que Dom Benedetto Sciacca, premier médecin, chargé de cette expérience, crut devoir, pour cette malade, suspendre l'usage des lézards. On l'a continué aux sept autres, & on espere un succès, dont le docteur Sciacca rendra au public un compte raisonné, qui éclairera les médecins & consolera les malades en leur assurant un nouveau moyen de guérir par ces petits animaux.

Il est minuit; j'écris depuis quatre heures, & mes yeux sont chargés de sommeil; il faut bien vous débarrasser de moi; je ne vous quitterai cependant pas, sans vous faire une petite observation critique sur les nouveaux spécifiques proposés dans notre siecle. J'en compte quatre.

---

lades, & on verra la différence respective des deux tempéramens.

Le tremblement de notre malade & tous les accidens qui l'accompagnoient, peuvent être certifiés par le directeur de l'hôpital, dom Joseph Carcamo, qui a suivi ce malade avec l'attention la plus philosophique.

L'extrait

L'extrait de cigue, de ſtrammonium, &c., de Stork : le mercure ſublimé corroſif de Vanſwieten ; les pilules gommo - mercurielles de Plenck ; & enfin les lézards de D. Florès. Ce dernier me paroît préférable de tout point. Il eſt plus ſimple, plus ſûr, plus actif.

L'extrait de cigue eſt un remede lent, qui eſt ſix mois & plus à faire quelque choſe, & le plus ſouvent ne fait rien. Etant à Vienne, avec M. Stork, ni lui, ni moi n'obtînmes rien par la cygue ſur un ſquirre à la matrice. Les autres extraits de l'Auteur ont été abandonnés, parce qu'ils ne faiſoient que du mal. Mais un remede qui en a bien fait, c'eſt le ſublimé corroſif de Vanſwieten. L'Auteur dit qu'il faut obſerver ſa méthode, que ce remede ne doit être employé que par une main qui y eſt exercée ; encore empoiſonne-t-il le plus ſouvent. Que de ſujets, des deux ſexes, m'a-t-il fallu arracher aux ſuites de ce poiſon vraiment mortel ! Je me ſouviens encore du malheur arrivé en 1762, à Vienne, à notre compatriote D. Michel Preſti, à qui Vanſwieten avoit preſcrit l'uſage du ſublimé diſſout dans l'eſprit de froment, & l'infortuné, pour toute guériſon, devint paralitique & aveugle. On ne peut pas dire la même choſe des pilules gommo-mercurielles de Plenck. Bien adminiſtrées, ſuivant la méthode de l'Auteur, elles me paroiſſent, dans les maladies vénériennes, la meilleure maniere d'employer le mercure. Mais il faut bien du temps & des ſouffrances, & on ne peut pas toujours ſe garantir du ptialiſme, que le mercure rend déſaſtreux & dangereux. Tandis que dans l'uſage des lézards il eſt innocent & preſque naturel. Les effets ſont prompts & la guériſon ne se fait pas attendre. Il me fallut cinq ou six jours pour soulager Madame Cedras. Il n'en a fallu que trois pour guérir le Religieux d'Alcantara, & la lépreuse Indienne. Les symptômes de chaleur, d'ardeur & autres, qu'occasionnent les lézards, cédent aux délayans. Les évanouissemens & autres accidens désagréables, disparoissent en suspendant le remede. Le spécifique de Florès guérit les tumeurs squirreuses mieux & plus vite que la cigue : le mal vénérien mieux & plus vite que le sublimé ou le mercure, & il guérit la lepre & le cancer, maladies réputées incurables, sur-tout la derniere dont Hyppocrate dit : *melius est non curare : curati enim cito pereunt.*

Hypocrate, s'il revenoit, pourroit voir des malades guéris du cancer. J'espere donc, mon cher ami, que vous trouverez bon, après tout ce que je viens de vous raconter, que je préfere les lézards de D. Florès à la cigue de Stork, au mercure de Plenck, & au sublimé de Vanswieten.

Je voudrois, avant de finir, vous parler de quelques cures que l'on a tentées à Palerme, mais je n'en suis pas assez informé, & je pense qu'on aura soin de les publier. Contentez-vous d'approuver le zele, peut-être un peu babillard, qui m'a mis la plume à la main, & profitez-en, comme l'abeille, qui sait tirer des fleurs précisément tout ce qui sert à composer son miel. Aimez un peu l'écrivain, qui vous aime beaucoup & pour la vie.

A Palerme, le 3 d'octobre 1781.

POST-SCRIPTUM.

Avant de fermer le paquet, je vais vous soumettre une réflexion de Médecine pratique. Il m'est venu depuis quelques jours à l'hôpital, une femme d'une trentaine d'années, que j'avois déjà traitée d'une douleur laminante au côté gauche. Elle porte, depuis bien des années un cancer au sein droit. Il est ouvert & d'une très-mauvaise qualité. C'étoit un des huit sujets, sur lesquels on a éprouvé les lézards à l'hôpital S. Barthelemy. Le remede lui inspiroit tant d'horreur qu'elle prit congé, c'est-à-dire qu'elle s'enfuit. Je suis affligé de la voir ainsi abandonnée ! & je voudrois, puisqu'elle répugne tant à avaler des lézards, les lui appliquer en cataplasme. Croyez-vous qu'elle sera soulagée ? Ce qui me porte à le croire, c'est une observation de Maurice Cordeo, (in lib. Hypp. de mul. comm. 7,) que j'ai lue dans Sennert. (Il parle d'une femme guérie d'un cancer au visage par cataplasmes de chair de poulet continuellement renouvellés. Ce remede suffit où tous les autres avoient échoué, & la malade recouvra entierement la santé). Je crois qu'un bon cataplasme de lézards biens pilés, auroit encore plus de vertu que cette chair de Poulet. J'amplifie l'usage du spécifique, ni Florès, ni les autres Médecins n'y avoient point songé. Je vous avertirai du succès. Adieu.

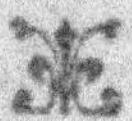

SECONDE LETTRE

En forme d'Apologie de la premiere.

Vous avez, mon cher ami, publié ma lettre. Je ne vous en blâme point, quoique je vous eusse prié de n'en rien faire.

L'intention vous justifie assez, & je pense avec un Auteur Français : *qu'un specifique public est plus utile à la société que tous les raisonnemens sur les causes cachées des maladies, & que les découvertes les plus curieuses en anatomie* (1).

Qu'il soit permis ou non de critiquer les vivans, d'arrêter les succès, *de cracher des sentences*, il n'est pas moins vrai que vous m'avez exposé à la censure; & je crois devoir y répondre.

D'abord on a fait un bruit épouvantable de ce que mon Imprimeur avoit fait de Madame Velès de Cadix, une Madame Velès. Je n'avois fait rien moins qu'un rapt, & j'étois condamné à représenter Madame Velès. Tout ce crime cependant ne consiste que dans une erreur d'imprimerie, qui est d'avoir mis un *c* en place d'un *e*. En second lieu, j'avois écrit, (ou imprimé) le mot *tamari*, au lieu de *ramarri*, qui en Toscan veut dire lézard verd. Voilà, sans doute, des découvertes importantes, & qui avancent beaucoup l'art de guérir !

On m'a fait un reproche un peu plus sérieux. J'ai dit *que les Indiens ne préparoient pas leurs*

(1) Traité de l'opinion, in 12, tom. 6, pag. 87.

malades. Pourquoi n'ai-je pas ajouté avec D. Florès : *qu'ils n'obſervent aucun régime durant le traitement ?* Je n'ai pas ajouté cela, parce que j'ai voulu le paſſer. Ce n'eſt pas ce qu'il y a de louable dans la pratique indienne, & je penſe avec D. Florès, *qu'avec la diette & le régime le traitement doit être plus aſſuré & le remede plus efficace*. Je n'ai pas dit cela non plus, quoiqu'on le liſe dans D. Florès, pag. 20. J'ai fait une remarque ſur Mme. Cedras, que le remede tourmentoit beaucoup. Elle ſouffroit moins quand elle s'étoit obſervé la veille à ſouper. Je veux qu'on ſuive une *diette exacte*, & qu'on choiſiſſe des mets de bonne qualité, même *alexipharmaques* pour corriger, quelqu'il ſoit, le principe de malignité caché dans la chair des lézards.

Quoique la morſure du lézard ſoit ſans venin & ſans danger, comme l'ont remarqué Florès & M. de Bomare; il ne faut pas croire que leur chair digérée, changée en chile & mêlée au ſang, ne laiſſe pas développer alors une certaine malignité. Cette irritation de nerfs, cette chaleur, cette ardeur, la fievre, les ſpaſmes, les convulſions, les défaillances & tant d'autres ſymptômes fâcheux, tout cela n'annonce-t-il pas une malignité qui ſe communique aux malades? On en a des exemples ſur Mme. Cedras, ſur cette femme de l'hôpital Saint-Barthelemy, & ſur bien d'autres. La variété des tempéramens ajoute encore à la diverſité & à la gravité des ſymptômes.

Ce n'eſt pas ici une contradiction & il ne faut pas dire que je ravale le ſpécifique que j'ai vanté. Je veux ſeulement y ajouter une diette & un régime qui en écartent les dangers, & qui perfectionnent le traitement. Un Médecin qui a le bonheur de rencontrer un remede actif & énergique, doit encore se rendre maître de ce remede & empecher qu'il n'aille au-delà du but. C'est à quoi il arrive en le suspendant à propos, ou en le modérant par de bons *alexipharmaques*. Voilà ma pensée. Quand j'ai dit que les lézards étoient un remede *innocent*; c'est par opposition à la cigue, au sublimé, au mercure, qui produisent des symptômes encore plus graves, & moins aisés à calmer. Car, suffit-il pour ces autres remedes, de les suspendre; & calme-t-on, comme je l'ai fait, les accidens avec quelques tasses d'eau tiede? Certes, en n'exagérant point la vertu du nouveau spécifique, je suis loin de l'affoiblir.

Présentement, quels sont les alexipharmaques & les alimens qu'il convient d'adapter à notre spécifique? Vous les trouverez aisément, quand vous saurez comment les lézards agissent sur le sang & sur toutes les humeurs du corps. Il paroît que c'est en excitant un orgasme, ou augmentation de mouvement, & en divisant les humeurs & en les mettant dans un état voisin de la putréfaction. De l'orgasme ou augmentation de mouvement naissent la chaleur, l'ardeur & la fievre: de la division & dissolution proviennent la salivation, les sueurs copieuses, les urines, les selles; de la putréfaction commençante, viennent la puanteur des excrémens, les anxiétés, les inquiétudes & enfin les défaillances. Il faut donc que le régime soit propre à modérer l'orgasme, l'atténuation & la putréfaction. Il faut donc des acides, & sur-tout le vinaigre. Lemeri & Boerrhave vantent également la vertu des acides contre le mauvais air, la malignité & la putréfaction des humeurs.

Employez donc les -cides, le vinaigre, l'oseille, la bourrache, la laitue, la nymphea, le pourpier, le plantain, les épinards, la scorsonnere, les oranges, les limons, les cerises, les fraises, les poires, les mures, &c. &c.

Souvenez-vous sur-tout de ce précepte, que j'écris & que je répete à dessein: *que le vinaigre est le veritable atexipharmaque correctif du lézard & de tout animal qui a quelque venin caché.* Et c'est ici le lieu de vous révéler, que le spécifique indien, quoique nouveau, quoique dû au Docteur Florès, n'étoit pas une chose tout-à-fait inconnue aux Médecins d'Europe. Ils l'employoient moins hardiment & moins heureusement. Mais enfin ils l'employoient contre les écrouelles & contre les tumeurs squirreuses & cancéreuses même au sein. Etmuller, le seul Etmuller, à la vérité, (du moins je ne connois que lui) prescrit même l'usage interne des lézards. Voici une recette de lui. Pour plus de clarté je vais vous transcrire ses paroles. *Vous en verrez differens usages dans l'Auteur*, (dans Schroder). *On les emploie surtout dans deux cas, intérieurement contre les écrouelles.*

Prenez des lézards, faites-les infuser dans du vinaigre; ensuite faites-les sécher, pour corriger la malignité qu'ils recelent; quand ils seront sechés, réduisez-les en poudre.

Ensuite prenez de ces lézards réduits en poudre une once: de miel quatre onces: mêlez, jusqu'à la consistence d'électuaire. Deux ou trois onces de cet électuaire, prises tous les matins pendant quelques semaines, sont un remede vanté pour guérir les écrouelles, à l'extérieur, &c.

Voilà donc un Auteur plus ancien que Florès,

qui a employé intérieurement les lézards, qui parle de malignité & du vinaigre pour la corriger (1).

Il est vrai que les Médecins qui ont employé les lézards intérieurement, les ont employés, macerés, cuits, bouillis, réduits en poudre. Le bonheur & l'incurie des Indiens les ont mieux conduits. Ils les mangent crus, palpitans, & ils en conservent par-là toute l'énergie. Quant au correctif que nous conseillons, ce n'est qu'au cas que le spécifique occasionne des accidens graves; sans cela il est inutile d'avoir recours aux acides.

Je fais cas, comme Etmuller, des lézards pour guérir les écrouelles. J'ai deux faits singuliers, dans ce genre: l'un arrivé dans l'hôpital des Incurables de S. Barthelemy, sur un sujet de la campagne de Pettralla. Il avoit le cou, les épaules & la poitrine chargés de glandes, les unes prêtes à s'ouvrir, les autres ouvertes, quelques-unes fistuleuses, avec carie aux os. Cet homme fut très-bien guéri par les lézards, & en très peu de tems, c'est-à-dire en 21 jours. L'autre fait sera rapporté ci-après.

L'espece de lézard qu'il faut employer a paru une question digne d'être examinée; & des gens d'un habit imposant ont dit que j'avois décidé trop légerement, qu'il falloit choisir la petite espece de quatre ou cinq pouces, tandis que celle

(1) On pourroit employer de même le vinaigre pour corriger le venin d'autres animaux, de la vipere, par exemple, qu'on pourroit faire manger crue dans certaines maladies, comme l'élephantiasis, la lepre. Gallien cite plusieurs heureux succès de l'usage de la vipere dans l'élephantiasis.

du Mexique en a huit à dix, à laquelle répond celle que les Italiens appellent *Ramarri* & nous *Lucertoni*, par un augmentatif, tandis que dès le titre de mon livre, j'annonce la petite espece *lucertole*. Voici ma réponse.

Le titre de mon livre ne fait rien à la chose. Un lézard se dit fort bien en italien *lucertola*, comme en latin *lacertus* ou *lacerta*; ainsi point d'erreur de ce côté là. En second lieu, je n'en ai point commise non plus dans la pratique en donnant à mes malades les lézards ordinaires: 1°. parce que les caracteres désignés par D. Florès, se rencontrent, non pas dans les gros lézards appellés *lucertoni*, mais bien dans les petits lézards.

2°. Parce que les Traducteurs français, les meilleurs, s'accordent avec ma pratique.

3°. Enfin, parce que ma pratique est parfaitement d'accord avec celle du Mexique, de Malaga & de Cadix.

En effet, les petits lézards répondent beaucoup mieux à ceux qu'on a employé au Mexique, qui sont tantôt gris mouchetés, tantôt entre verd & or; tandis que notre grand lézard est verd, & qu'on l'appelle positivement *lézard verd*.

Je m'accorde donc dans ma pratique avec les Indiens, avec l'Auteur de ce spécifique, D. Florès, & avec le Traducteur français, M. de Morande, qui, dans une lettre au mois d'octobre 1783, dit expressément: ce sont les petits lézards mangés ou avalés crus: soit ceux appellés dans l'encyclopédie *anolis de terre* ou *gobe-mouche*. Leur figure est la même que celle du lézard. Ils ont huit à dix pouces de long. Or, M. de Morande parle d'après Florès.

Le D. Florès dit encore que le Religieux de S. Pierre d'Alcantara, qui fut un des premiers & des plus prodigieux exemples de la vertu du spécifique, avoit une tumeur si grosse dans la bouche, qu'il ne pouvoit parler ni avaler aucun aliment ; & que voulant lui faire prendre des lézards, on fut obligé d'en faire deux pilules.

Or, d'un animal de huit à dix pouces, il est impossible de ne faire que deux pilules, sur-tout pour un homme chez qui la déglutition est si embarrassée que le bouillon même & le lait ne passent qu'à grande peine. Assurément on lui donnoit les petits lézards, & je vous fais juge si on pouvoit lui en donner d'autres.

D. Florès encore, après avoir raconté la guérison de Madame Velès de Cadix, dit qu'on a conservé la peau des 22 premiers lézards qu'elle a pris, & que ce lézard est le même qu'on appelle en Suisse *gremillettes*. Or, *la gremillette* suisse est un petit lézard très-court, & la gentillesse de son nom, qui est un diminutif, l'indique assez. Ainsi, c'est par inattention, ou par erreur, ou par indifférence que cet auteur a employé le mot *lagartijas*, qu'un Traducteur français a rendu par le mot gros lézard, & quelques Italiens par le mot *lucertoni*. J'ai employé le diminutif parce que en général cette espece est de quatre à cinq pouces ; quoique dans le canton d'Amatitan & de S. Christophe, qu'il a énoncé dans sa description, elle ait apparemment huit à dix pouces. Que dire à cela ? ce sont des variétés de la même espece. Le lézard quelquefois s'accroît jusqu'à la taille des crocodiles, & ce n'est qu'un lézard : comme l'opuntium, ou figuier d'Inde, qui est humble dans nos climats, s'éleve dans les

Indes à des hauteurs si prodigieuses que quelquefois il semble figurer des montagnes, & que les voutes de ses immenses branchages forment de spacieuses cavernes.

Mais, pour terminer une bonne fois, je dirai après avoir ainsi justifié l'expression *de petits lézards*, que chacun est le maître d'en employer de plus gros; l'espece verte, les *lucertoni*, le *ramarro*, a été employée à Turin avec succès, & je ne serois pas étonné qu'elle eût plus d'énergie que la petite, qui certes, en a déja assez.

Vous me faites une objection plus sérieuse que les précédentes. On a, dites-vous, contesté la réalité & sur-tout l'intégrité des cures dont j'ai parlé. Elles paroissent imaginaires ou incomplettes. Celles du Mexique portent des caracteres incroyables; celle, par exemple, de cette lépreuse désespérée, qui, au bout de trois jours, se trouva tellement nétoyée de toutes ses plaies & croutes qu'elle n'étoit plus reconnoissable aux yeux même de l'infirmier & des Religieux de l'hopital.

Quant à celles de Cadix & de Malaga, je les ai dites toutes avancées & en bon train, aucune terminée. Celle de Madame Velès, sur laquelle je me suis beaucoup écrié, n'est pas complette; puisque de onze glandes il lui en reste trois.

Pour les miennes, elles se réduisent à deux. Mme. Cedras qui n'a pu y tenir, & a mieux aimer laisser sa guérison incertaine, que de l'acheter par de si rudes souffrances; & Sébastien Placenza, que j'ai moi-même empêché de finir sa quarantaine, à cause d'une ophtalmie violente qui lui étoit survenue. D'ailleurs ce Placenza, que je représente guéri d'un tremblement, a gardé une palpitation incommode dans le pied gauche.

Enfin, par rapport aux cures qu'on a pu essayer dans Palerme, il faut qu'aucune n'ait réussi, puisqu'on n'en a point publiée. J'ai dit moi-même que ceux qui obtiendroient quelques succès, ne manqueroient pas de les publier. Le silence général est d'un bien mauvais augure.

Voilà votre objection dans toute sa force. J'y veux répondre un peu en détail. Je commence par vous assurer que vous n'avez pas été le premier à me la faire. Oui, l'on m'a contesté mes propres cures ; & qui ? Celui-là même qui étoit le plus en état & le plus dans l'obligation de les attester, puisqu'il les avoit vues. Il est vrai que ce n'est pas à moi qu'il les a niées, mais à ceux qui ont bien voulu l'entendre. Cet homme a mieux aimé mettre de pauvres malades dans le cas de perdre la vie, que de les exposer à guérir de ma main, par un spécifique que j'avois publié, & que j'avois employé sous ses yeux. Mais cette aventure est ordinaire en médecine, comme dans tous les arts, & je vous fais grace de tous les détails où je pourrois entrer, sur ce détracteur.

Il a dit que mon remede tourmentoit les malades, sans les guérir. J'aimerois mieux, sans doute, les guérir sans souffrance : mais j'aime mieux une souffrance utile & curative, que des palliatifs paisibles, vains & dangereux. Je ne conteste point la souffrance, mais c'est de guérison qu'il s'agit. Avançons.

1°. Les guérisons du Mexique sont exagerées, à ce qu'on dit. Ce n'est pas moi qui les ai imaginées, & je m'embarasse peu du démenti qu'on adresse au D. Florès, & à tous les honnêtes gens du Mexique, qui ont attesté ses récits ; à la sage Nation espagnole, qui a cru pouvoir y ajouter foi, aux ſavans Français ou autres, qui ont traduit les relations eſpagnoles. J'avoue que dans ces relations il ſe trouve quelques circonſtances peintes avec plus d'énergie que de préciſion. Il ne faut pas prendre les choſes rigoureuſement à la lettre ; par exemple, quand l'Auteur dit *que la lépreuſe, au bout de trois jours, n'étoit plus reconnoiſſable, même à l'infirmier*; cela veut dire que l'infirmier même avoit peine à en croire ſes yeux ſur le changement preſque miraculeux de ſa malade. Du reſte, ces mêmes récits ont un caractere de candeur, & un enſemble de circonſtances qui n'a pas l'air du menſonge, & je tiens pour vraies les cures du Mexique.

J'avoue qu'elles me paroiſſent d'une rapidité bien peu conforme à la marche lente & meſurée que ſuit ordinairement la nature. Il ſemble que dans ce ſeul climat & pour ce ſeul remede elle ait dépoſé cette gravité & ce phlegme éternel qui la caractériſe; car, nous autres mortels, nous ſommes toujours hâtés de finir & nous comptons avec impatience chacun des momens. La nature, au contraire, qui a toute la durée des ſiecles devant elle, marche en ſilence & *à pas d'éternité.*

Quand je penſe combien une cicatrice eſt lente à ſe former; combien de fois, lorſqu'un Chirurgien s'informe de l'état de ſon hôpital, ſes éleves lui répetent, pendant deux ou trois mois de ſuite, *la plaie eſt en cicatrice*, & combien cette réponſe l'ennuit, le fatigue & met ſon courage aux abois, je bénis le ſort de ces fortunés malades du Mexique, qui dans quatre à cinq jours voyoient guérir leurs plaies, & tomber leurs maſques ulcéreux.

Mais ce qui est extraordinaire n'est pas toujours impossible, & quand ma raison a suffisamment disputé sur un fait, elle consent à se rendre.

2°. Il faut se rendre aussi pour les guérisons faites à Malaga. Celles-ci sont un peu plus longues, & ne semblent pas au premier coup d'œil si positives & si complettes. Mais elles le sont assez. Madame Velès, par exemple, avoit encore trois petites tumeurs : mais les huit autres avoient disparu : mais la plaie du cancer étoit radicalement guérie : mais elle n'étoit encore qu'à la moitié du traitement, & on peut, avec M. de Morande, dire, que c'étoit un miracle qu'elle en fut déja là. D'autres malades de Malaga présentent aussi des restes de maux à guérir ; mais je vois chez tous que la maladie essentielle est emportée ; & sur-tout je vois que plein de confiance dans les effets qu'on appercevoit, & augurant de ce qui restoit à faire, par le plus fort, qui étoit déja fait, on ne s'est pas assez refusé au plaisir de publier sur le champ ses succès.

3°. J'avoue qu'on s'est trop hâté de publier les miens. La faute en est à vous, Monsieur : il faut bien que je le dise encore. Pourquoi avez-vous publié un écrit qui n'étoit que pour vous ? Votre amitié m'honore : mais votre précipitation a éveillé tous les serpens de la critique. Elle a cru pouvoir impunément rendre suspectes des guérisons, que je ne donnois pas comme terminées. Et comment l'auroient-elles été, puisque Madame Cedras s'étoit lassée si vite, & que Placenza étoit encore entre mes mains le 30 octobre ; tandis que ma lettre étoit datée du 3 de ce mois.

Et-bien tenons-nous à ce qui est annoncé dans

ma premiere lettre, & voyons 1°. si j'ai fait des cures: 2°. si ces cures sont complettes, & jusqu'à quel point.

1°. Oui, j'ai fait des cures: je n'en ai fait que deux; mais elles vont presque de pair avec celles du Mexique. On ne contestera peut-être pas que j'ai employé les lézards pour madame Cedras & pour Sébastien Placenza. On ne contestera peut-être pas l'état fâcheux où ils étoient quand je les entrepris. Madame Cedras & Madame la Duchesse Calvello, son amie, peuvent dire en quel état j'ai mis son sein; & quant à Placenza, si je ne l'ai pas guéri de son tremblement, je demande pourquoi il est en état de courrir la Ville, de travailler, & pourquoi il ne tremble plus.

2°. Ces cures sont suffisantes pour donner la plus grande confiance au spécifique. Il faut, pour dire le contraire, être animé d'un doute un peu plus que philosophique, & s'il ne s'agissoit de ma juste défense, je rougirois d'avoir à discuter ce point. Qui peut comparer l'état où j'ai pris madame Cedras, avec celui où elle m'a forcé de la laisser, en quittant mon remede? Quoi! une tumeur adhérente, grosse comme un œuf, réduite à la grosseur d'une noisette.

L'inflammation, l'adhérence dissipées. La mobilité & l'élasticité des chairs rétablies. Quoi! tout ce bien opéré dans six jours, ne s'appellera pas une cure? Ce ne sera pas un prodige en médecine? Oui: c'en est un dont aucun de nos remedes du codex ou de nos dispensaires ne présente l'image. C'en est un supérieur, sans contredit, à ceux de Malaga, & égal peut-être à ceux du Mexique. C'est un exemple à jamais mémorable de la vertu & de la promptitude avec laquelle le remede des Mexicains agit. Il n'a tenu qu'à madame Cedras de completter le miracle.

Il ne lui restoit plus qu'une suite legere de son mal; le mal même étoit vaincu, & quand elle en aura le courage, elle sera tout-à-fait guérie. Elle a besoin encore du remede, mais le remede a fait sa preuve sur elle; & désormais il peut se passer d'elle.

Quant à Sébastien Placenza, sans revenir longuement sur ce que j'en ai déja écrit, j'ajoute, 1°. Que le remede a agi sur lui d'une maniere très-remarquable, en ce qu'il a été vingt-deux jours sans paroître agir. 2°. Que les évacuations qui vinrent après ce terme étoient du meilleur augure. 3°. Que j'avois dissipé la majeure partie de ses maux, quand l'ophtalmie survint. 4°. Que cette ophtalmie, pour laquelle je jugeai à propos de suspendre l'usage des lézards, à cause de leur trop grande activité, céda aux remedes ordinaires, & dans un espace de tems raisonnable, puisqu'il sortit de l'hopital à la fin du mois. 5°. Que cette guérison de l'ophtalmie fut la fin de son mal & des suites; qu'il vit, qu'il se porte bien, & que j'ai droit de revendiquer sa cure en faveur du remede.

Encore une fois, voilà deux cures admirables opérées par nos lézards, soit qu'ils different ou non de ceux du Mexique. S'ils sont les mêmes, il s'ensuit que nous possédons le spécifique des Mexicains. Si c'en est une autre espece, j'en concluerai très-probablement pour le sentiment du D. Florès : *que la vertu des lézards du Mexique se trouvera selon toute apparence dans tous les lézards du monde connu.*

Il reſte à parler des cures opérées ou tentées dans Palerme. J'ai dit qu'en particulier, on eſſayoit le nouveau ſpécifique ſur huit malades de l'hôpital S. Barthelemy. Que ſont-ils devenus ? Pourquoi a-t-on omis de publier leur guériſon ? Pourquoi a-t-on dit, que loin de les guérir, on leur avoit fait des maux inouis ? Je vais rapporter & diſcuter briévement l'hiſtoire de ces malades, & vous jugerez de quel côté eſt la bonne foi.

HISTOIRE de cinq malades des deux ſexes, traités heureuſement à Palerme, dans l'hôpital S. Barthelemy, par le moyen des lézards.

LE Docteur D. Benoît Sciocca avoit fait un journal d'obſervations ſur les huit malades dépoſés, pour eſſai, à l'hôpital S. Barthelemy. J'ai ce journal que l'état déplorable de ſes yeux ne lui a pas permis de mettre en regle & de publier. Il n'a péri aucun de ces malades. Il y en a tel qui s'eſt enfui, pour ſe dérober à la peur que lui cauſoient les ſymptômes. Cinq ont été ſuivis, & je vais, d'après le Docteur, décrire fidélement & ſuccintement leur guériſon. Je ne m'attacherai qu'à l'eſſentiel.

Je vous donne en ſus quelque choſe d'aſſez curieux. Liſez juſqu'à la fin, & croyez que votre peine ne ſera pas perdue. Je paſſerai les inutilités. Je ne compterai pas parmi les ſymptômes des malades, la faim qu'on a remarquée à l'hôpital. La faim eſt un grand mal. Mais il faut convenir qu'à l'hôpital elle est chez elle. De plus, ce sont des paysans pour la plupart, *quorum deus venter est*, qui ne se croient jamais pansés, s'ils n'ont avalé quelque nourriture bien pesante. Car, ce n'est pas avec quelque aîle de poulet que vous lesterez ces estomachs. Venons au fait.

HISTOIRE PREMIERE.

Domenico d'Anna de Petralia, âgé de vingt-six ans.

Ce paysan avoit le col, les clavicules, le thorax couverts d'écrouelles. Plusieurs des tumeurs étoient ouvertes depuis du tems : quelques-unes fistuleuses, & d'autres, principalement celles du thorax, étoient accompagnées de carie aux os.

Il a pris le remede pendant vingt-deux jours, ayant commencé le 25 septembre : le premier jour il sentit une chaleur très-violente qui continua les trois jours suivans, avec de fortes sueurs. Le cinquieme on redoubla la dose. Il se plaignit de quelque douleur à l'estomac. Le septieme, les selles & les urines devinrent fréquentes. On vit de l'amélioration dans les tumeurs scrophuleuses. Plusieurs paroissoient vouloir se résoudre. Les plus mauvaises donnoient des signes de meilleure qualité ; les chairs devenoient vermeilles. Les évacuations de tout genre continuant toujours, on cessa l'usage du spécifique le 22, & le 27, il partit absolument guéri.

Cadix & Malaga n'ont rien montré d'aussi positif que cette cure.

HISTOIRE DEUXIEME.

Joseph Salemy, natif de Camiso, âgé de vingt-huit ans.

Galle invétérée qui avoit dégénéré en lépre de la tête aux pieds, avec des plaies scorbutiques dans l'intérieur de la bouche. Il commença le 25 septembre 1784, l'usage du remede. Il eut dès le soir une salivation jaune & abondante qui dura tout le second jour. Le quatrieme, abondance d'urine avec ardeur, jusques dans la nuit du 5 au 6. Le 7, les croutes commencerent à tomber, son lit en étoit plein. Le 14, il ne restoit que quelques petites farines aux sourcils & dans les cheveux.

Cela ressemble absolument à la fameuse lépreuse du Mexique.

HISTOIRE TROISIEME.

Marie - Anne Adorno de Palerme, âgée de vingt - six ans.

Ophtalmie causée par une gonorhée virulente arrêtée mal-à-propos. Elle a pris le remede onze jours. Les quatre premiers à dose simple, les suivans à double dose. Ce qu'il y eut de plus remarquable fut l'abondance de la salivation, surtout le 7 & le 11e. Ce jour elle fut délivrée de son ophtalmie.

J'ai donc eu raison de dire dans ma premiere lettre, qu'on pouvoit employer les lézards, pour les maladies des yeux occasionnées par la vérole, la lépre ou le cancer.

HISTOIRE QUATRIEME.

Catherine Lanova de Cashonnovo, âgée de quarante ans.

Vingt-deux jours de traitement pour ulceres avec carie au front, & éruption galleuse sur tout le corps, mal provenant de la vérole. Il y eut des sueurs dans les premiers jours; les deux suivans, elle eut de vives démangeaisons dans la bouche, suivies d'une salivation abondante. Le cinquiéme, évacuations, grande sueur dans la nuit. Le 7, les évacuations s'arrêterent & reparurent le 13. Le 14, après le dîner, ayant eu froid le matin aux extrémités inférieures, elle fut inquiete, le visage s'alluma, & la fievre vint. On suspendit le spécifique: les symptômes diminuerent; elle le reprit, elle n'éprouva que quelques nausées. Le 22, plus de carie des ulceres. Quelques-uns cicatrisés, les autres disposés à la cicatrice. La gale p esque entierement desséchée. On continue le spécifique, jusqu'à ce qu'elle soit guérie.

Ce fait ressemble à celui de Malaga, d'un homme traité durant 40 jours, qui eut besoin de 40 autres jours pour l'entiere guérison. Le Docteur Florès, qui écrivoit pendant le cours de cette deuxieme quarantaine, dit que le malade amélioroit chaque jour. J'espere qu'il en sera de même de cette femme.

HISTOIRE CINQUIEME.

Victoire Cacaci de Rome, avoit depuis longtems un ulcere phagédenique, très-large, puisqu'il couvroit une bonne partie d'une cuisse &

toute la jambe du même côté. Elle avoit aussi la peau entachée de galle. Le traitement a été de 14 jours.

Le premier & le deuxieme jour, des sueurs. Le troisieme, vomissement de matiere visqueuse. Le cinquieme, on doubla la dose; les urines devinrent copieuses. Le sixieme, la plaie paroissoit se rétrécir. Le septieme, des sueurs fétides. Le huitieme, forte douleur d'estomach, inquiétudes, agitations, prurit à la peau. Le neuvieme, on ne donna que demi-dose. Le douzieme, on reprend la dose entiere; ce jour elle a éprouvé des tranchées, a eu des selles fréquentes. Le treizieme les urines reparoissent. Le quatorzieme, on voit la plaie se cicatriser. On continue la cure, & on est très-content.

Le croiriez-vous, un de mes confreres, ennemi juré du spécifique, trouve que ce n'est rien d'avoir amené à cicatrice en 14 jours, un ulcere de cette espece.

Il faut remarquer que cette cure fut entreprise le 20 novembre, dans un tems froid. Cela n'est pas indifférent pour cause.

HISTOIRE SIXIEME.

Une Religieuse qui éprouvoit des symptômes terribles provenans d'un cancer, est soulagée & les symptômes disparoissent au bout de quarante jours, n'ayant pris intérieurement que deux lézards.

C'étoit le 23 novembre, après diner; une touriere vient me chercher pour une Religieuse qui souffroit des douleurs atroces. Elle n'étoit plus jeune ; mais elle étoit d'une bonne constitution, & assez dodue. Elle me fit un recit lamentable. Depuis trois mois, elle étoit dans le désespoir. C'étoit des douleurs d'enfer. Nul sommeil, des aiguilles, des coups d'épée qui lui traversoient le corps, des évanouissemens, des anxiétés affreuses. Le côté droit toujours engourdi par la douleur, nul usage du bras droit. Les autres dames me dirent, sans tant de descriptions, qu'elle avoit un cancer affreux au sein droit. Il fallut ne s'en pas tenir à leur récit, & malgré toutes les réserves de la pudeur, visiter le mal qui n'étoit rien moins qu'une grosse tumeur carcinomateuse, d'un luisant couleur de feu sur-tout à la pointe, d'une dureté égale au marbre, enfin un vrai cancer, prêt à s'ouvrir, & qu'on ne pouvoit toucher même légérement, sans faire évanouir la malade.

Trois choses me vinrent à l'esprit : 1°. que Hypocrate dit : qu'il vaut mieux ne point chercher à guérir un cancer, parce que tout ce qu'on fait nuit & tue. 2°. Que le Docteur Jean Gorter assure qu'il n'y a pas un remede connu contre le cancer. 3°. Que c'étoit le cas d'essayer les lézards, & de voir s'ils méritoient les éloges qu'on leur donnoit. Je les proposai. -- Oh ! Jesus, les lézards, s'écria la malade. -- J'insistai : -- elle m'envoya promener. -- Eh bien, attendez la mort avec courage, elle n'est pas loin peut-être. Alors elle se radoucit. Je demandai la raison d'une pareille résolution contre le spécifique. Elle me dit que son médecin l'avoit bien instruite, que ce remede étoit affreux, sans être bon à rien. Ce médecin, lui dis-je, ne me paroît gueres mériter votre confiance, vu l'état où je vous trouve. Depuis quel temps vous traite-t-il ? -- Depuis trois mois. -- Voilà de tristes progrès pour un habile homme. Et son nom, s'il vous plait ; -- Monsieur, c'est le Docteur P. M. -- Oh ! m'y voilà, dis-je, en moi-même ; c'est précisément mon homme.

Je tranchai la dispute en assurant froidement qu'il n'y avoit pas d'autre ressource, & qu'il falloit en passer par-là. Mon ton en imposa ; & on promit de commencer dès le lendemain. Je vins de bonne heure, & j'apportai un lézard, j'en fis deux pilules, & je les présentai. Bon dieu ! que de grimaces, & quels cris ! Mais on avala mes deux pilules, & deux autres encore le lendemain. Le croirez-vous ? ce lendemain même, les douleurs lancinantes, ce feu brulant, ces convulsions, ces spasmes, ces syncopes, toutes ces affreuses circonstances d'un mal affreux disparoissent. Ces lézards, ce remede si actif, devient un calmant, plus calmant que l'opium. La malade dort profondément ; je la trouve le 26 au matin paisible, gaie, raccommodée avec ces *vilaines bêtes* & avec moi-même, & disposée à entendre ce que je ne manquai pas de lui insinuer, que son Docteur P. M. l'avoit trompée, & lui avoit fait perdre son tems. Le 28, j'augmentai la dose & le soulagement fut si visible, les symptômes si imperceptibles, que le 30 elle alla au parloir, s'occupa comme à son ordinaire, & me fit dire qu'elle m'appelleroit quand elle seroit malade.

Voila matiere à bien des remarques : un cancer affreux soulagé en 40 heures. Une personne qui souffroit depuis des mois, remise en peu de jours en état de vaquer à ses affaires : un remede très-actif, à qui la nature donne tout d'un coup une qualité sédative ; & tout cela se passa le 25 novembre, & bien loin qu'on ſoit aidé par la belle faiſon, c'eſt au contraire dans un moment des plus rigoureux, & par un tems très-froid. Je crois que cette obſervation reſtera en médecine, & qu'il ſera parlé de la Religieuſe de notre bonne ville de Palerme.

Il ne faut pas croire cependant que le ſpécifique ne laiſſera jamais mourir perſonne. Il eſt des cas où l'on ne peut guérir ſans miracle. *Majora enim omnia vitia ſoli Dii medicantur*, (dit Hypp. *Areteo di Cappadocia de hydrope in principio*).

Je ſais auſſi que pluſieurs hommes de mérite écrivent dans ce moment, & qu'ils publieront leurs expériences.

HISTOIRE SEPTIEME.

Ulcere carcinomateux, rongeant depuis 11 ans le viſage d'une femme devenue monſtrueuſe, cicatriſé par l'uſage interne des lézards.

Le déplorable ſujet de cette obſervation eſt Carmela Vadala, âgée de 41 ans, qui loge dans une petite rue, près S. François Xavier à Palerme. Les maux de Job ſont moins affreux peut-être à raconter : le nez rongé juſqu'à la racine, les levres dévorées, plus de paupieres ſur l'œil droit, une excroiſſance de chair inégale ſur l'œil gauche, une membrane qui paroît tranſparente. Elle étoit parfaitement aveugle & privée de cils. Une excroiſſance fongueuſe pourriſſoit ſur tout ſon viſage. C'étoit en un mot une figure épouventable.

Elle étoit devenue l'horreur de ſon mari, de ſes parens ; un objet d'effroi pour la piété même, qui

qui étoit obligée de se faire effort pour la soulager. La malheureuse vivoit d'aumônes, si c'est vivre que de pouvoir à peine avaler un peu de liquide, car la déglutition menaçoit même de devenir impossible, vu l'état des parotides devenues squirreuses, ainsi que toutes les glandes du col, avec des douleurs vives, & les dents étroitement serrées. Une chose bien remarquable, c'est que cette horrible tête étoit placée sur un corps bien fait, bien nourri, sain, robuste, sans tache & sans aucun signe de maladie. Il y avoit onze ans qu'elle étoit en proie à ces maux, quand Monsignor Paterno, chantre & trésorier de la Cathédrale, ayant lu par hazard l'écrit de D. Florès, imagina d'essayer le spécifique sur Carmela Vadala. M. Paterno aime les livres & les pauvres. Il étoit juste que cette malade & ce remede nouveau, tous deux si extraordinaires, tombassent dans ses mains. Il étoit le consolateur de cette pauvre femme; il en devint le médecin. Ce fut au mois d'août 1784 qu'il commença son essai en petites pillules, mais chaudes & palpitantes. Dès le lendemain parut la salivation jaunâtre, & elle a duré tout le tems du traitement. Le 3 les sueurs parurent de la même couleur. Le 6 la fievre prit. Ce fut l'affaire d'une saignée. Le 8 les urines d'abord rares & ardentes étoient devenues copieuses. Les symptômes s'adoucirent. L'ulcere prit une couleur moins terne & moins noire. Bientôt les parotides se dégagerent. La déglutition se fit aisément. Elle prit des nourritures solides; sa voix devint forte. Enfin au bout de trois mois on la jugea guérie, quoiqu'il lui restât une croute pustuleuse sur le cil de l'œil gauche, & sur toute la face, une sorte de voile transparent & rougeâtre. On ne doute pas que la continuation du ſpécifique, n'acheve la cure. On ne lui rendra jamais un nez, ni des levres, ni l'œil droit, ni l'uſage complet de l'œil gauche, qui cependant diſtingue la lumiere du ſoleil. Ce ſera toujours une tête de mort, mais ce ne ſera plus une pourriture vivante.

Je finis après vous avoir dit encore un mot de l'uſage externe des lézards. M. Albagini & moi nous avons eſſayé avec ſuccès, le lézard en cataplaſme ſur un cancer. Je vous avois parlé d'une femme qui s'étoit enfuie de l'hôpital, pour ne plus manger de lézard. J'ai voulu lui en donner en cataplaſme; mais elle a eu peur encore & s'eſt enfuie. Cette femme eſt irréconciliable avec les lézards. Devinez ſur qui nous en avons fait le plus heureux eſſai. C'eſt ſur notre Religieuſe. Elle ſouffroit de ſon ſein. Je jugeai par analogie, que le lézard en cataplaſme pourroit lui être utile. Il en falloit trente à quarante par jour, pour le renouveller ſans ceſſe (choſe eſſentielle, car il ne faut pas qu'ils ſe corrompent ſur l'ulcere); l'Apothicaire Chiarelli étoit obligé de mettre du monde en campagne, pour y ſuffire. Mais auſſi vous ſavez que le ſuccès a répondu à nos ſoins. Cordeus & Dioſcorides avoient dit quelque choſe de l'uſage externe des lézards. N'êtes-vous pas ſatisfait de voir que mon jugement par analogie n'a pas été mauvais?

Je préſume qu'il pourroit s'étendre encore plus loin, & conduire à la connoiſſance de l'antidote tant cherché par Boerrhave, contre le venin de la petite vérole. J'eſtime preſque l'avoir trouvé cet antidote, non dans l'antimoine ni le mercure, comme le penſoit Boerrhave, mais bien comme l'avoit imaginé Florès, dans les lézards. Le caractere du venin de la petite vérole a beaucoup d'analogie avec celui des trois venins ſpontanés dont nous avons parlé, de la vérole, de la lépre & du cancer. Ces quatre maladies ont de commun la *communicabilité* & la contagion.

Le cancer & la petite vérole ſe reſſemblent beaucoup par leurs effets, ces deux maladies gangrennent également les parties qu'elles attaquent. Les lézards peuvent donc bien être le remede de la petite verole. Qu'importe que le venin de cette maladie tue promptement dans 9, 11, 14 jours, tandis que les trois maladies ſuſdites ne tuent qu'après des années; il s'enſuivroit ſeulement que dans la petite vérole, il faudroit donner le ſpécifique plus fréquemment & en plus grande doſe.

Je conſeillerois donc à tous les médecins 1°. de tenter des expériences de ce genre, vu l'utilité qui en réſulteroit pour l'état. *Ad indagandum*, dit Boerrhave, *impellit ſumma hinc futura humano generi utilitas.*

2°. En donnant les lézards aux enfans, de ne point les leur donner en ſubſtance, ni en pilules, ce qu'ils ne prendroient point, mais plutôt de leur en donner le ſuc melé avec un ſyrop, ou en conſerve.

3°. De donner ce ſpécifique dès le commencement de la maladie, & auſſitôt qu'ils s'apperçoivent que la fievre eſt varioleuſe, afin, dit Vanſwieten, d'ôter au plutôt du corps ce venin; ou de l'énerver au point qu'il ne puiſſe nuire.

4°. De le donner encore, quand même ils ne ſeroient appellés qu'au deuxieme & au troiſieme période de la maladie, parce que ſi le ſpécifique corrige le venin dans le premier période, il le corrigera auſſi dans les autres.

5°. De porter les essais plus loin, & d'expérimenter si le spécifique indien ne seroit pas aussi l'antidote d'autres venins animaux ; par exemple de l'essayer dans l'hydrophobie, dans la phtysie, & même (que Dieu nous en préserve) dans la peste.

6°. De louer & d'admirer avec moi la toute-puissance & la sagesse de Dieu, qui a caché dans ces petits animaux une vertu aussi surprenante & supérieure à celle de tout autre médicament connu, & de confesser avec moi que nos connoissances sont bien bornées, même dans les choses les plus simples.

Vous êtes assuré, maintenant, mon cher ami, que les critiques contre ma lettre ne contiennent rien de réel ni de fondé. Soyez sûr de la sincérité de mon amitié, & continuez-moi la vôtre. Je donnerai s'il le faut, une troisieme lettre au Public.

A Palerme, le 6 décembre 1784.

Votre très-affectionné &
dévoué serviteur & ami
Jean-Baptiste Meo.

P. S. M. Martinet, qui a reçu depuis peu des nouvelles du Docteur Meo, qui entre dans un détail plus circonstancié sur le nouveau traitement, prévient le Public qu'au printems prochain il l'informera des faits relatifs à cette nouvelle méthode.

www.ingramcontent.com/pod-product-compliance
Ingram Content Group UK Ltd.
Pitfield, Milton Keynes, MK11 3LW, UK
UKHW021035180726
13838UKWH00004B/1811

9 782329 248882